RÉSULTATS CLINIQUES

DES

INJECTIONS DE LIQUIDE TESTICULAIRE

D'APRÈS

LA MÉTHODE DE BROWN-SÉQUARD

PAR

FLORIS BOUFFÉ

Docteur en Médecine de la Faculté de Paris,
Membre de la Société de Médecine et de Chirurgie pratiques de Paris,
De la Société Médicale de l'Elysée, de la Société Française d'Hygiène,
Membre correspondant de la Société Médicale de Lublin (Russie),
etc., etc.

Mémoire communiqué à la « Société de Médecine et de Chirurgie pratiques de Paris »
Le 23 Février 1893.

CLERMONT (OISE)

IMPRIMERIE DAIX FRÈRES

3, PLACE SAINT-ANDRÉ, 3

1893

RÉSULTATS CLINIQUES

DES

INJECTIONS DE LIQUIDE TESTICULAIRE

D'APRÈS

LA MÉTHODE DE BROWN-SÉQUARD

Par le Docteur BOUFFÉ

———————

Messieurs,

Lorsque le 1ᵉʳ juin 1889, M. Brown-Séquard fit, à la Société de Biologie, sa communication sur les injections de liquide testiculaire comme moyen thérapeutique à employer contre l'affaiblissement des vieillards, il n'était guère permis, en présence de l'indifférence et même du scepticisme qu'il rencontra, d'espérer assister, à quelque temps de là seulement, à l'application de cette méthode dans un si grand nombre de maladies.

Mais on sait que tel fait proclamé d'hérésie aujourd'hui sera, grâce aux progrès de la science, reconnu vérité demain. M. le professeur Peter, en 1892, nous le rappelait à l'Académie, dans son magnifique discours sur le choléra.

La réserve du monde médical s'expliquait par la surprise que lui avaient causée les révélations contenues dans la note de l'éminent physiologiste. C'est qu'en matière scientifique comme en toutes choses, il faut l'initiation qui manquait totalement ici.

Pour l'auteur qui poursuivait le cours de ses travaux depuis plus de vingt années, sa découverte et l'application clinique qu'il en avait faite, semblaient une déduction toute naturelle de cette idée formulée par lui dès 1869, dans son cours à l'École Pratique :

« Toutes les glandes, qu'elles aient des conduits excréteurs ou « non, donnent au sang des principes utiles dont l'absence se fait « sentir, lorsqu'elles sont extirpées ou détruites par la maladie ».

De là cette conclusion que l'affaiblissement chez le vieillard provient de l'amoindrissement des fonctions des testicules et qu'on devrait pouvoir y suppléer en injectant à ceux-ci des extraits de testicules d'animaux.

Quelque hardie que parût cette conception, basée sur un fait d'ordre physiologique, la théorie en était juste et la clinique lui donna raison. Les expériences sur les animaux, lapins âgés envigorés par des injections d'extraits de cobayes, puis les essais tentés sur lui-même ayant fourni des résultats analogues, M. Brown-Séquard élargit le champ de son expérimentation première et, dans une série de notes à la Société de Biologie, à l'Académie des Sciences et à l'Académie de Médecine, par la voie de M. d'Arsonval, son collaborateur et son préparateur, il parvint à secouer non seulement l'indifférence, mais à provoquer des tentatives thérapeutiques à l'aide des injections testiculaires, dans tous les pays du monde, et j'ajouterai dans les affections les plus diverses.

Cette généralisation de la méthode se justifie-t-elle ? Nous nous proposons de l'examiner dans cette note en soumettant à nos confrères quelques cas pris dans le nombre des malades que nous avons pu suivre assez longtemps pour nous prononcer sur la valeur des injections testiculaires dans certaines maladies.

Je passerai sur la composition du liquide, sur les tâtonnements de sa fabrication aux débuts, sur les perfectionnements apportés dans sa préparation magistralement exposés par M. d'Arsonval dans sa communication à l'Académie de Médecine, voulant réserver à ce travail son caractère exclusivement clinique.

Le principe actif du liquide testiculaire serait constitué par des phosphates et notamment par le phosphate de soude, d'après M. le professeur Crocq, de Bruxelles, qui l'a expérimenté dans des cas similaires et avec des résultats analogues. Nous-mêmes avons essayé les injections de phosphate de soude et ne pouvons que confirmer les assertions émises par notre distingué confrère.

Les maladies dans lesquelles nous avons fait usage de liquides testiculaires sont :

L'artério-sclérose. — La tuberculose pulmonaire. — La débilité sénile. — La débilité prématurée. — La neurasthénie simple. — La neurasthénie post-intoxication par la morphine.—Le diabète.— Le cancer. — L'ataxie.

Nous allons passer en revue ces différentes maladies et commenter les cas les plus intéressants de ceux qu'il nous a été donné d'observer.

OBSERVATION I. — *Artério-sclérose.*

Mme E..... 43 ans, s'est toujours bien portée jusqu'à il y a 2 ans. En 1890, elle commence à être essoufflée en montant les escaliers, puis, rapidement, a présenté des crises de dyspnée qui reviennent chaque soir, vers 5 heures. A consulté plusieurs médecins des hôpitaux, qui, tous, ont porté le diagnostic artério-sclérose et ont conseillé l'iodure de potassium et le lait.

Cette médication que la malade a suivie pendant 2 ans, avec des intermittences de repos, l'a soulagée. C'est tout le bénéfice qu'elle

en ait retiré. Elle voulut tenter des injections de liquide testiculaire et vint me trouver à cet effet.

Je lui fis une vingtaine d'injections en l'espace de 5 semaines.
La dernière de la première série eut lieu fin juillet dernier.

Au début, elle parut plus forte; l'état général s'améliora. Mais
bientôt on ne put constater, vers le *milieu* du traitement, aucune
modification plus marquée vers la guérison. La malade avait d'ailleurs repris l'iodure, l'oppression étant plus forte.

Elle partit pour la campagne en août et elle y resta tout le mois.
Elle avait cessé tous médicaments. La première quinzaine s'écoula
sans incidents, tandis qu'elle alla très mal dans la seconde. La
dyspnée reparut et les forces déclinèrent ; elle revint à Paris, me
priant de lui faire une seconde série d'injections. Elle en reçut dix
en 3 semaines. Je cessai à ce moment, le suc testiculaire s'étant
montré d'une complète inefficacité pour envigorer son système
nerveux. Elle mourut 3 mois après.

OBS. II. — *Tuberculose pulmonaire.*

M. X., rentier, 41 ans, de complexion délicate, quoiqu'il soit bien
développé, a eu deux pleurésies en 1888, et en 1890, à la suite desquelles le sommet du poumon droit est resté induré et les deux
tiers inférieurs présentent une infiltration caractérisée à la percussion par de la submatité en haut de la poitrine, sous la clavicule
en avant, et dans la fosse sus-épineuse en arrière ; et une matité
complète jusqu'à la base du poumon droit.

A l'auscultation, obscurité du son et rudesse de la respiration
en haut : râles sous-crépitants fins, secs, tandis qu'au-dessous, on
entend des râles de même nature plus gros et même muqueux.

Il a perdu 4 kilos dans les neuf premiers mois de 1892 et a des
sueurs nocturnes irrégulièrement.

Malgré une dose d'acide salicylique, qu'il prend presque quoti-
diennement, vers midi, il présente de la fièvre, la température
prise chaque soir, à 5 heures, ayant varié constamment entre 38°
et 39°.

Celle-ci n'est nullement modifiée par les injections de liquide
testiculaire que j'institue comme unique traitement dès le début ;
ce malade était venu spécialement de l'étranger à Paris pour tenter
une cure d'après la méthode de Brown-Séquard.

Il reçut, au commencement de l'automne de 1892, une vingtaine
d'injections.

Comme dans les autres cas, M. X. ressentit au début une légère
stimulation. Après la 6e injection il se sentit un peu plus fort et
toute l'amélioration se borna là. Aucun changement dans la toux,
ni dans l'expectoration. La fièvre réapparaissait le soir, dès qu'il
ne prenait pas d'acide salicylique et le lendemain, l'abattement et
la dépression des forces étaient plus accentués. Les sueurs noc-

turnes n'avaient pas disparu. Quoique moins abondantes, elles se montraient à certains jours. Enfin, découragé par cet insuccès, le malade me pria de cesser les injections de liquide testiculaire et d'instituer une autre médication (1).

Obs. III. — *Débilité sénile.*

M. X., 63 ans, de bonne constitution, nervoso-sanguin, veille beaucoup. Ne s'est jamais dépensé outre mesure. A toujours eu une vie régulière. A la suite de revers de fortune, il y a une dizaine d'années, s'est mal nourri. Néanmoins, l'équilibre n'a jamais été rompu ; mais il a souffert de privations. Il a commencé par se sentir fatigué ; puis, l'aptitude au travail a diminué, le sommeil ou plutôt le séjour au lit prolongé devint plus nécessaire. De grandes transpirations, à la moindre marche, succédèrent ensuite, puis l'affaiblissement s'est accentué chaque jour au point qu'il se plaignait sans cesse de n'avoir plus de forces, de souffrir de névralgies dans la tête, de ne plus pouvoir travailler. Impuissance génitale absolue. Constipation.

C'est dans ces conditions que j'appliquai chez lui la méthode de Brown-Séquard. Je commençai par une injection de liquide quadruple, dilué aux trois quarts, c'est-à-dire que la seringue de Pravaz contenait un quart de liquide quadruple pour trois quarts d'eau distillée. Je lui fis ainsi vingt injections espacées tous les deux ou trois jours.

Dès le début du traitement, les effets furent remarquables. Un des premiers résultats appréciable consista dans la possibilité de faire de longues marches, 3 et 4 heures de suite, sans fatigue. Le jour même des injections, le sommeil était parfois troublé : il y avait un peu d'excitation générale et cérébrale. Bientôt le travail fut plus facile et les fonctions génésiques se réveillèrent.

En résumé, plus de fatigue générale ou cérébrale, plus de sueurs profuses même en plein été, durée du sommeil, normale ; appétit régulier, enfin, retour des fonctions génésiques ; plus de névralgies ; disparition de la constipation.

C'est là un cas d'épuisement, de débilité nerveuse, survenant avec l'âge, par suite de *sénilité* et qui a été remarquablement modifié par les injections de liquide testiculaire.

Nota. — Ce malade que j'ai revu souvent depuis qu'il a été soumis aux injections de suc testiculaire et encore tout récemment, a continué à se bien porter. L'état général est parfait les

_____

(1) Aujourd'hui, après cinq mois d'un traitement composé d'eucalyptus, de créosote, de suralimentation, d'huile de foie de morue phosphatée et de la révulsion pratiquée au moyen de pointes de feu, de vésicatoires et d'un cautère au bras, M. X. a engraissé de 4 kilos. Il dort, ne tousse pas ; mange ; ses forces sont revenues et il n'a pas eu un jour de fièvre depuis 5 mois.

forces récupérées se sont maintenues, **depuis un an, époque à laquelle remontent les injections.**

Obs. IV. — *Débilité prématurée.*

Mme X..., 30 ans, de constitution délicate, lymphatico-nerveuse, mariée à 17 ans, a eu un fils deux ans après. N'a présenté dans l'enfance que des maladies légères, est réglée régulièrement. A été très malheureuse en ménage par suite des mauvais traitements de son mari dont elle a fini par se séparer, après avoir assisté à la perte absolue de sa fortune personnelle. L'ébranlement physique et les secousses morales de Mme X. la conduisirent à un état de neurasthénie tel qu'elle n'avait plus un seul jour passable qu'elle pût consacrer à des travaux de rédaction pour un journal de Paris auquel elle collaborait depuis ses revers de fortune.

Elle avait des névralgies atroces dans la tête et ne pouvait manger, ni dormir. Ses forces déclinant chaque jour, elle en était réduite à ne plus pouvoir rédiger quelques lignes. Ma pensée se dérobe, me dit-elle en venant me consulter. Il ne m'est plus possible de travailler.

Comme il ne dépendait que de son travail que sa situation grandit encore, cette jeune femme était désolée.

J'essayai d'abord la série des amers, des toniques, antispasmodiques, ferrugineux, névro-sthéniques et ne proposai les injections de liquide qu'après avoir assisté à l'inutilité de ces moyens. Je dois ajouter que dès le début j'avais fait cesser tout travail et conseillé de ne pas se coucher après onze heures du soir.

Cette malade reçut en deux mois 25 injections espacées tous les deux ou trois jours. Même dose que dans le cas précédent. Liquide quadruple au quart.

Les effets de cette médication furent les suivants : au *loco operandi*, rien de particulier. 23 fois les injections furent indolores. Une fois elles provoquèrent une légère cuisson au niveau de la piqûre : une autre fois une douleur, le long du membre qui resta lourd jusqu'au coucher et difficile à mouvoir, comme s'il s'agissait d'un rhumatisme. Le lendemain on constata une nodosité au niveau de la piqûre. Celle-ci mit plusieurs jours à se résorber, sans suppuration.

Un autre accident, qui aurait pu avoir des suites graves, à la suite d'une injection de liquide testiculaire, dosée au tiers sur la sollicitation de la malade, au lieu du quart comme je l'avais toujours fait, consista en une agitation extrême accompagnée d'hyperhémie cérébrale, caractérisée par de la céphalée gravative, et d'une expectoration sanguinolente. Ces phénomènes se calmèrent sans autre intervention que la suspension de la médication pendant quelques jours et le repos.

Sur l'*état général*, voici les effets observés : — Au bout de la 3e injection, retour du sommeil qui ne dura que 3 à 4 heures tout d'abord. Après la 5ᵉ injection, les névralgies diminuèrent et cessèrent complètement après la 3ᵉ semaine du traitement.

En même temps, accentuation des forces : amélioration de l'appétit. Sensation de la faim entre les repas qui sont pourtant beaucoup plus copieux. Possibilité de faire à pied des courses qui la fatiguaient, même en voiture autrefois.

Au début du 2ᵉ mois, l'amélioration était telle que l'engraissement était évident. La malade essaie alors de veiller et de travailler un peu. Les maux de tête réapparurent presque aussitôt et elle dut revenir aux mêmes précautions qu'elle avait prises le mois précédent quant au travail et au coucher.

Le second mois du traitement s'écoula sans incidents. La malade qui ne souffrait plus de la tête, qui mangeait de grand appétit et dormait de 10 à 11 heures chaque nuit, avait engraissé de 3 kilos. Depuis plusieurs années, elle n'avait pu constater qu'un amaigrissement continu, l'affaiblissement de ses forces, la perte de sa mémoire, et enfin, en dernier lieu, l'idéation abolie chez elle l'effrayait beaucoup ; aussi, quand à la fin du traitement, elle put constater le changement favorable opéré chez elle, quitta-t-elle Paris pour la campagne entièrement heureuse.

Nota. Les effets du traitement par les injections de liquide testiculaire ont été suivis, chez cette malade, d'un plein succès. Il était d'autant plus difficile de l'espérer que toutes les médications antérieures avaient échoué et qu'elle présentait, après deux mois d'injections, un envigorement général remarquable.

Aujourd'hui, après neuf mois d'observation, pendant lesquels l'état général s'est maintenu parfait et l'engraissement notable, nous pouvons considérer cette malade comme absolument guérie.

Obs. V.— *Débilité prématurée.*

M. X., 38 ans, rentier, a vécu longtemps à Paris, qu'il a quitté depuis 5 ans ; vit à la campagne depuis cette époque. A toujours été très sobre, ne s'est jamais dépensé d'une façon exagérée.

Il y a 2 ans, il prit froid à la chasse, et contracta une bronchite assez sérieuse qui disparut, après 5 semaines. Sa convalescence a été longue : elle a traîné. Il a remarqué, en même temps, un grand amaigrissement. L'appétit, qui était bon autrefois, laissait beaucoup à désirer. Les forces étaient moindres et la fatigue, quelques mois après, survenait bien plus facilement qu'autrefois, dès qu'il faisait la moindre marche.

En résumé, une *débilité prématurée* avait succédé à un mauvais état général continu pendant deux ans.

Ce malade ne présentant aucune lésion des organes ni de tare héréditaire, je le soumis à 20 injections de liquide de Brown-Séquard qu'il reçut en l'espace d'un mois.

L'appétit et les forces sont revenues et ce malade, dont l'état n'a cessé de s'améliorer dans la suite, a engraissé de plusieurs kilos.

Obs. VI. — *Neurasthénie simple.*

Mme de X., 30 ans, femme d'un officier étranger, en retraite, est réduite à vivre aujourd'hui d'une toute petite rente, son mari ayant perdu toute leur fortune. C'est l'insuffisance dans l'alimentation, ce sont les privations de toutes sortes, d'autant plus difficiles à supporter qu'elles n'ont pas toujours existé dans cette famille vivant autrefois dans une certaine aisance. Dépression morale, affaiblissement physique, telles sont les deux facteurs de cette neurasthénie, qu'on pourrait ranger à côté de la misère physiologique.

Les injections de liquide testiculaire produisirent dans ce cas, comme dans les précédents, un remontement général très appréciable.

Obs. VII. — *Diabète.*

Mme X., 57 ans, est diabétique depuis une douzaine d'années. Elle a essayé à peu près tous les traitements. A fait des cures à Carlsbad, Vichy, etc., avec des résultats plus ou moins marqués. Elle est très sceptique quant aux nouvelles tentatives thérapeutiques contre le diabète. Elle veut néanmoins essayer le liquide testiculaire. Elle reçoit 21 injections en six semaines.

Au début, on observa la même stimulation produite que chez les autres catégories de malades : puis, même effet appréciable. Le sucre descendit de 40 grammes par litre à 30 grammes, au bout de la 2e semaine du traitement et se maintint à ce taux jusqu'à la fin des injections.

Ces résultats ayant déjà été obtenus chez Mme X. par d'autres moyens et souvent simplement par le régime et l'hygiène, il était évident que la méthode de Brown-Séquard avait été sans effet sur le diabète.

Obs. VIII. — *Cancer.*

Mme X., 53 ans, bien portante jusque là, n'ayant jamais fait aucune maladie, a remarqué depuis deux ans une petite tumeur, au niveau du sein droit.

Celle-ci, qui avait grossi lentement pendant les dix-huit premiers mois, a pris, depuis quelque temps, une extension à marche rapide. Elle est, à l'heure actuelle, du volume d'une très grosse orange, dure, bosselée et de couleur brune. Elle n'est pas adhérente au sternum et a envahi toute la glande mammaire. La malade souffre de douleurs lancinantes dans le bras depuis les six derniers mois. Deux ganglions dans l'aisselle.

L'état général étant bon, pas de traces de cachexie, pas d'albumine, je conseille l'intervention opératoire, qui est momentanément refusée. Mme X. me demande s'il n'y aurait pas un autre moyen à employer. Je proposai le liquide testiculaire.

La malade reçut, dans l'espace d'un mois, une vingtaine d'injections, sous l'influence desquelles la tumeur sembla d'abord s'affaisser. On put, après deux à trois semaines de traitement, constater, au niveau de son bord droit et du côté externe, une légère dépression ; mais l'excitation, pendant le traitement, de la malade, qui était naturellement nerveuse, fut assez grande ; elle s'agite d'une façon bien plus marquée. La face est constamment congestionnée ; le sommeil troublé.

Les premiers résultats observés, *de visu*, sur la tumeur, semblaient favorables : mais en même temps, les ganglions dont le volume était celui d'une noisette ordinaire, augmentaient très sensiblement, au point de former, sous la main, comme un second lobe de la tumeur, pendant que celle-ci semblait s'affaisser. Le premier des deux ganglions était alors de la dimension d'une petite mandarine et le second du volume d'une châtaigne. Ceux-ci étant situés dans l'aisselle, j'exprimai mes craintes à la malade et je lui proposai de consulter un chirurgien.

M. Péan diagnostiqua un squirre à marche envahissante. L'opération fut décidée et pratiquée quelques jours après. Elle présenta comme particularité qu'il fallut enlever une surface beaucoup plus grande de tissu ; s'il n'avait été arrêté, les ganglions cancéreux s'étendant jusqu'au fond de l'aisselle.

Contrairement à toutes les prévisions, cette malade mourut le cinquième jour après l'opération. Le pouls qui marquait 80 le soir de l'opération, s'éleva le lendemain matin à 120 ; il était petit, dépressible, et la température à 39°. Le soir du deuxième jour, il était à 130 filiforme. La température marquait 40° et le pouls devenait intermittent.

Malgré la caféine à hautes doses, la quinine, le sérum artificiel, l'intermittence du pouls ne put être modifiée et la malade entra en agonie le 5° jour au matin. Elle avait conservé jusque là son intelligence et une lucidité parfaite. On pouvait observer, en même temps que l'exagération des pulsations et l'élévation de la température, un léger ballonnement de ventre, de l'augmentation de volume de la rate et du foie à la percussion. Les selles n'étaient pas très odorantes. Il n'y avait ni constipation, ni diarrhée, aucune tache rosée lenticulaire. D'autre part, la plaie était en voie de cicatrisation : aucun suintement ; pas la moindre trace d'infection purulente.

Cette malade est morte, selon nous, par insuffisance cardiaque et bulbaire, suite d'une *auto-infection*. Le système nerveux, malgré les stimulants et les névrosthéniques les plus énergiques, n'a pu se relever ; il était usé. Avait-il subi, de la part des injections testiculaires, une stimulation trop énergique comme nous l'avons signalé au cours de l'observation ? L'auto-infection ne peut-elle s'expliquer par les troubles du système nerveux, de même que la mort qui est survenue par insuffisance bulbaire ?

Ces faits n'ayant pas été signalés à la suite de l'usage de la méthode séquardienne, nous avons cru devoir attirer l'attention sur cette question qui présentera une certaine importance dans des cas analogues où l'on discuterait sur l'opportunité d'une intervention opératoire après des injections de liquide testiculaire.

Obs. IX. — *Neurasthénie post-intoxication par la morphine.*

Mme X., 35 ans, a, pendant de longues années, fait usage de morphine à des doses souvent considérables.

Elle n'en prend plus du tout depuis bientôt deux ans. A diverses reprises, elle a essayé des injections séquardiennes pour combattre la neurasthénie qui a été la suite de la longue intoxication de ses cellules nerveuses et les troubles moteurs qu'elle présentait, caractérisés par de la faiblesse générale, du collapsus cardiaque et respiratoire, de la titubation, l'incoordination de la marche et enfin l'impossibilité de se tenir debout, sans un appui quelconque. Jamais elle ne retira des injections de liquide testiculaire aucun effet appréciable.

Obs. X. — *Ataxie.*

Je signalerai seulement ici les résultats heureux obtenus par la méthode de Brown-Séquard chez deux ataxiques, dont l'un est de plus morph.nomane.

Les effets des injections commencées depuis très peu de temps ont été si rapidement favorables chez l'un d'eux, que je me réserve d'observer plus longtemps ces malades, avant de rapporter leur histoire et de conclure dans un sens que la suite de ces observations pourrait infirmer.

J'ajouterai néanmoins qu'un des deux malades, ataxique depuis 6 ans, a recouvré, après une dizaine d'injections, une vigueur et une grande précision dans ses mouvements. Il monte les escaliers sans ressentir de lourdeur dans les cuisses, surtout comme avant le traitement, et l'on peut remarquer une bien plus grande aisance pendant la marche. Quant aux douleurs, elles sont augmentées chaque soir, le jour des injections, et elles disparaissent le lendemain. Je rapporterai plus tard, lorsqu'elles seront plus complètes en détails, les observations intéressantes de ces deux malades (1).

_____

(1) Deux mois se sont écoulés depuis la communication de ce travail et, depuis cette époque, l'état du malade qui fait le sujet de cette observation n'a cessé de s'améliorer. L'appétit, qui était nul avant les injec-

CONTRE-INDICATIONS.

Est-on toujours autorisé à faire des injections de liquide testiculaire? Le cas suivant nous démontrera qu'il existe des contreindications dans l'emploi de ce moyen.

Obs. XI.

Mme X... a soigné, pendant l'épidémie d'influenza de 1889-90, sa fille durant 3 mois, sans se coucher et mangeant à peine. Elle est tombée dans un épuisement complet.

Elle s'est maintenue, tant bien que mal, grâce aux toniques, au changement d'air, etc., pendant 2 ans jusqu'en 1892, où elle présente les signes de la neurasthénie classique.

Je conseillai les injections d'après la méthode de Brown-Séquard.

La première injection, faite au quart, produisit une vive congestion des centres encéphaliques : rougeur de la face, chaleur, qui se dissipèrent au bout d'une heure environ, mais la tête resta lourde jusqu'au soir. L'injection avait été faite à 9 heures 1/2 du matin.

Deux jours après, 2e injection, diminuée de moitié, soit au 8e. Mêmes phénomènes et étourdissement. Légère oppression.

Trois jours après cette dernière, 3e injection de même quantité. On observe les mêmes phénomènes de congestion que les jours précédents, et, de plus, une abondante évacuation sanguine causée par la rupture d'hémorrhoïdes devenues subitement turgescentes, dont la malade n'avait plus souffert depuis longtemps.

Je voulus tenter une 4e injection quelques jours après ; mais Mme X. s'y opposa formellement. Cette malade, que j'ai continué à soigner par d'autres moyens, est aujourd'hui complètement rétablie.

Il sera donc prudent de s'enquérir, avant de proposer la méthode de Brown-Séquard, si l'on ne se trouve pas en présence d'un arthritique et dans ces cas se montrer très réservé quant à ce moyen. Il faudra même le déconseiller si le malade était sujet à des poussées congestives.

CONTRE-EXPÉRIENCES.

Afin de contrôler, dans les observations ci-dessus, les effets des injections de liquide testiculaire, j'ai fait, à leur insu, chez les dé-

---

tions, est revenu : le sommeil, agité autrefois, est excellent et dure sept heures sans interruption : plus de douleurs fulgurantes ni de crises gastriques. La marche peut se faire 3 et 4 heures de suite sans fatigue ; enfin, dès la 5e semaine du traitement, les fonctions génésiques, totalement abolies depuis neuf mois, purent s'accomplir normalement.

N. B. C'est là un exemple de merveilleux envigorement dans une maladie réputée jusqu'ici incurable.

bilités (obs. III, IV et .VI, c'est-à-dire celles où les injections
de liquide testiculaire ont été très favorables aux malades) des injections d'eau pure, au milieu du traitement, trois fois chez l'un ;
deux fois chez un autre, et une seule fois chez le troisième. J'ai
pu constater que la suggestion n'entrait pour rien dans les effets
ressentis, car chacun des sujets de ces observations s'est aperçu
de la différence des injections d'eau pure, me faisant remarquer
chacun à la visite suivante que la dernière injection ne leur avait
produit aucun des effets habituels, qu'ils m'accusèrent ensuite très
nettement lorsque je repris les injections de suc testiculaire.

COMPLICATIONS DES INJECTIONS.

Certains sujets sont d'une extrême susceptibilité à l'égard des
injections. Ainsi, un ataxique qui avait bien supporté les 4 pre-
mières injections de liquide séquardien a présenté, à la 5e dose de
suc, de l'angoisse précordiale, qui, elle-même, avait été précédée de
chaleur à la nuque, à la face, à la tête. En même temps, on ob-
servait de l'anxiété respiratoire. Ces phénomènes s'amendèrent au
bout d'une heure, la première fois.

Les piqûres ayant été faites comme par le passé, tous les 2 ou 3
jours à la suite de ces accidents, ceux-ci augmentèrent propor-
tionnellement à la dose injectée et au peu de temps qui séparaient
les injections.

L'organisme parut même vers la 7e piqûre présenter, sous l'influence des injections du suc testiculaire de l'accumulation qui se
traduisit par une intolérance manifeste du système nerveux. Les
accidents cardiaques et respiratoires se présentèrent, une nuit
avec une telle intensité que le malade crut mourir. Le lendemain,
la lassitude était extrême, et je dus pour ne pas exposer le malade
aux mêmes accidents, diminuer les doses et les espacés. Il sup-
porta alors très bien le traitement.

CONCLUSIONS.

De l'exposé des faits qui précèdent nous pouvons conclure :

Les injections de liquide testiculaire ont un effet certain sur les
centres nerveux, notamment sur le cerveau et la moelle épinière
des personnes en état de défaillance physique causée par l'âge, la
sénilité précoce, par des dépenses nerveuses exagérées. Leur application doit varier comme dose et comme nombre, selon l'état de
déchéance à combattre.

Elles sont sans effet dans la neurasthénie post-intoxication de
de longue durée, c'est-à-dire lorsque les cellules nerveuses ont
subi une longue imprégnation d'un poison quelconque, alcaloïde,
morphine, cocaïne, etc. La stimulation provoquée par le liquide

testiculaire semble plutôt user dans ces cas, les forces nerveuses qu'on reconquiert beaucoup plus sûrement par les toniques.

L'impuissance des injections de liquide testiculaire est encore manifeste dans la tuberculose, de même que dans les maladies du cœur ou des vaisseaux. Aux premiers effets de remontement qu'on observe presque toujours, au début, succède une période où le malade reconnaît l'inutilité des injections. Parfois même il survient de l'épuisement qu'il faut combattre par d'autres moyens.

La méthode de Brown-Séquard ne m'a pas paru être plus efficace dans le diabète.

Serions-nous plus heureux dans le cancer ? La question doit être réservée et soumise au crible de la clinique qui arrivera peut-être à nous éclairer sur la nature du cancer et son étiologie. En cas de réussite, ne serait-on pas autorisé à considérer cette maladie comme la conséquence d'un trouble trophique ?

Il en serait de même de l'ataxie qui, en dehors de la sclérose des cordons postérieurs de la moelle, dépendrait d'un trouble de la circulation qui irriguerait insuffisamment les cellules médullaires. Ainsi seraient expliquées d'une part, les espérances que fait concevoir le suc testiculaire dans le traitement du cancer et d'autre part, les résultats déjà constatés dans l'ataxie, résultat d'envigorement certain.

Ce ne sont là que des hypothèses que l'avenir se chargera de résoudre, grâce à l'expérimentation clinique.

Il est d'ailleurs d'autant plus permis d'espérer ces résultats que, d'après une toute récente communication de M. Brown-Séquard à la Société de Biologie, la sclérose des cordons de la moelle n'est jamais absolue. *Il reste toujours assez de fibres*, d'après l'auteur, *pour porter l'influx nerveux.*

Les faits que j'ai passés en revue avec vous ici, Messieurs, tendraient à présenter la méthode de Brown-Séquard sous un jour nouveau, elle serait peu efficace.

Telle est ma conclusion si l'on veut en généraliser l'emploi à toutes sortes de maladies, tandis que si l'application en est judicieusement restreinte à un groupe de la pathologie nerveuse, simple, dirai-je, c'est-à-dire qui ne présente, ni lésion, ni tare héréditaire, elle est alors d'une efficacité incontestable.

Ses effets sont surtout remarquables dans cet état qu'on rencontre si fréquemment aujourd'hui et qui est caractérisé par l'*épuisement des forces nerveuses*, et qui a reçu nom « neurasthénie ». Ni les toniques, ni l'alimentation n'ont d'action sur ce complexus symptomatique à infinies variétés. Seule, la méthode de Brown-Séquard, en régénérant le sang et en tonifiant le système nerveux, peut la combattre efficacement.

Clermont (Oise). — Imprimerie Daix frères, 3, place Saint-André.

www.ingramcontent.com/pod-product-compliance
Lightning Source LLC
Chambersburg PA